Dialogue.

—

Magnétisme.

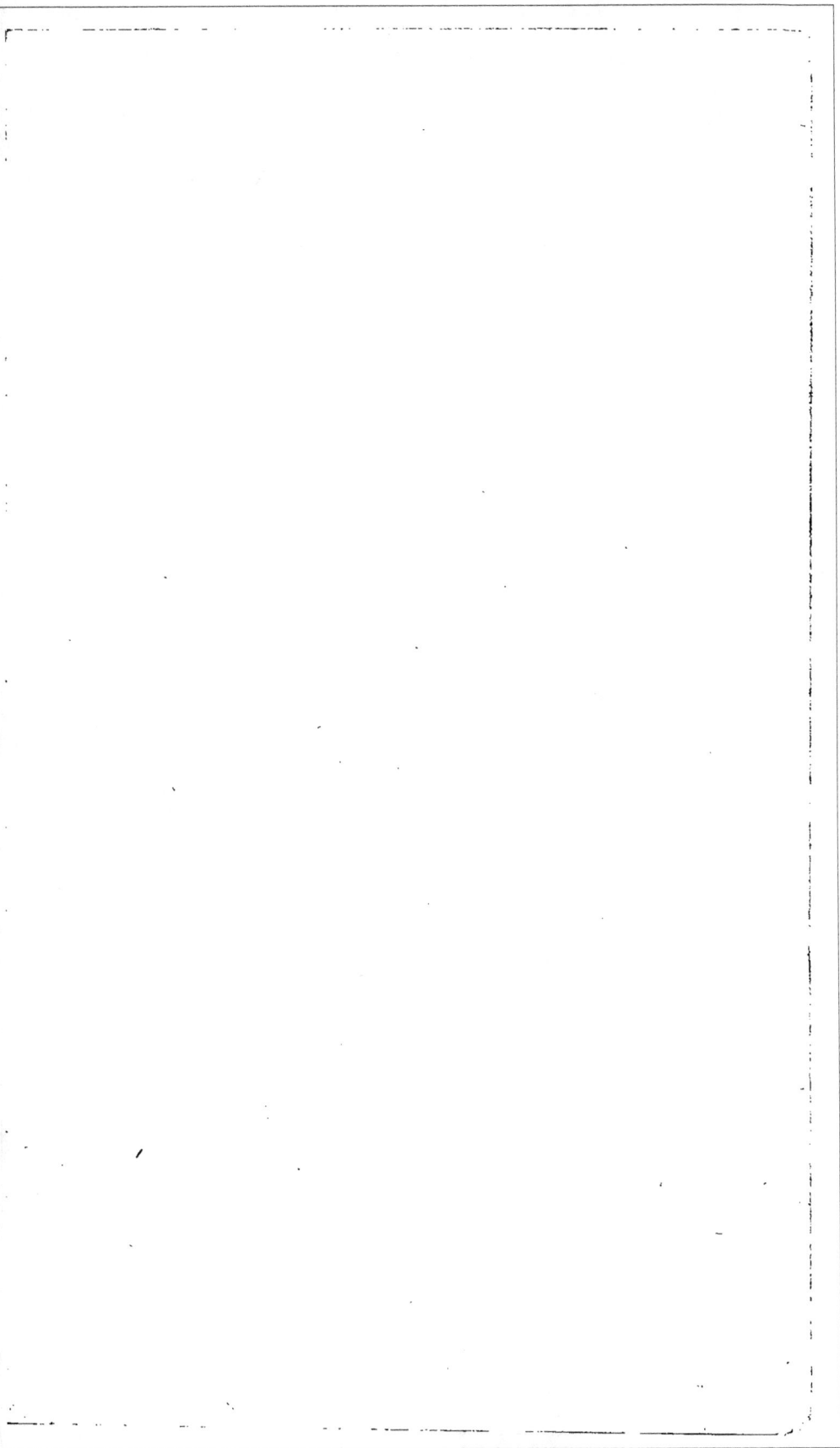

Tb 64
108

DIALOGUE

ENTRE

UN MAGNÉTISEUR

QUI CHERCHE LE MOYEN DE PROPAGER
LE MAGNÉTISME,

ET

UN INCRÉDULE

QUI CROIT L'AVOIR TROUVÉ.

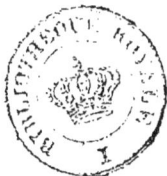

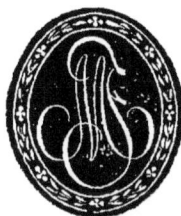

PARIS,

CHEZ LES MARCHANDS DE NOUVEAUTÉS.

1818.

RELATION

DU

TRAITEMENT MAGNÉTIQUE

DE LA FEMME M..TIN DE SAINT-QUENTIN.

AVANT-PROPOS.

DIALOGUE entre un Magnétiseur qui cherche le moyen de propager le Magnétisme, et un Incrédule qui croit l'avoir trouvé.

QUOI, mon cher, sérieusement, vous allez rendre publique la relation du traitement que, depuis plus d'une année, vous faites suivre à la femme M..tin ? — Pourquoi pas ? Vous l'avez lue ; ne m'avez-vous pas dit vous-même qu'elle mérite bien autant l'impression que tels et tels rapports insérés dans les Annales du magnétisme ?

— Il est vrai ; (et ce n'est pas beaucoup dire) mais, quelle mission, quel titre avez-vous pour vous lancer ainsi dans la carrière polémique? Pas une ligne, pas un vers ne sont encore sortis de votre portefeuille; outre le blâme de vos supérieurs, ne craignez-vous pas ? — Qu'ai-je à craindre ? Mes devoirs ne me défendent pas d'employer, à mon gré, mes momens perdus, et je ne prétends guerroyer avec personne. J'ai vu, et j'écris avec sincérité, avec bonhomie, si l'on veut, ce que j'ai vu, ce que je vois, depuis plus d'un an. Il n'est pas un magnétiseur qui ne me croie. — D'autres somnambules que la femme M..tin ont déjà fait parler d'eux dans cette ville; et qu'ont produit, je vous prie, les premières merveilles de Manuel, les consultations du sieur Raron, les voyages de Jeannette, les colloques de Mlles Rose et Anastasie? Quels pas ont-ils fait faire à la science? Encore les a-t-on vus ceux-là : des curieux, des adeptes ont assisté, plus ou moins niaisement, plus ou moins frivolement, à leurs séances; mais votre femme M..tin, qui croira tout ce que vous en dites? Vous avez toujours opéré sans témoins, pour vous seul. — Et pour elle aussi, j'espère,

car de mourante qu'elle était, elle est aujourd'hui
rajeunie de vingt ans. — Mais toujours sourde. —
Oh, si j'avais fait cette cure ! — Eh bien ? — Eh
bien, qu'en diriez-vous vous-même ? — Je dis
que les partisans du magnétisme n'en seraient peut-
être pas plus nombreux dans cette ville même où
pourtant la femme M..tin est bien connue pour
sourde, depuis longues années. L'incrédulité aurait
attribué la cure à toute autre cause, la frivolité
ne l'aurait pas approfondie davantage. — Eh, mon
cher, tout magnétiseur que je suis, tout admira-
teur que je suis de cette découverte qui me paraît
céleste, ne sais-je pas, comme vous, qu'elle n'est
pas en harmonie avec l'esprit du siècle, éminem-
ment esprit fort, et.... — Pourquoi, de votre part,
cet esprit de dénigrement? — C'est vrai, j'ai tort,
le temps n'est pas encore venu ; et comme dit, je
crois, le Bonhomme :

« De glace pour la vérité,
« L'homme est tout feu pour le mensonge. »

— Et qui voulez-vous qui se livre exclusivement
à cette découverte ? Ceux qui s'en occupent ici,
le commerçant, l'homme d'affaires, le magistrat,
le médecin même négligeront-ils leurs comptoirs,

leurs cabinets, leurs fonctions, leurs malades pour s'y adonner, gratuitement, à corps perdu? Vous-même, malgré votre *foi* et votre persévérance, distrait par mille contrariétés, que résulte-t-il de vos séances? — Le but de mes soins, l'amélioration de la santé de ma malade. — Mais, dans vos récits, quel décousu, que d'incohérences, que de tâtonnemens de votre part; que de divagations de la part de votre somnambule. — Aussi, je ne donne pas mes récits pour des rapports académiques. — Quoi, vous ne ferez pas grâce au public de la ridicule recette de la fiente de pierrot, des éternels *aïe, aïe* de votre femme M..tin, de ses translations subites et plus qu'aériennes de l'Arabie à Paris, de l'Egypte dans les Indes, etc. — Pas plus que de ses dissertations sur l'organisation du corps humain, sur la circulation du sang, que de ses descriptions du stœkas, de la pierre divine, du laurigan; pas plus que de ses aperçus sur la lumière, sur la place de chacune de nos facultés morales, sous un os, sous une protubérance du crâne, sur les propriétés de telles et telles plantes, sur *la puissance enfin de notre volonté qui nous rendrait des dieux sur la terre.* — Vous pourriez y mettre plus d'ordre, plus de style. — Ce n'est pas un roman que j'ai composé : la femme M..tin n'est qu'une bonne femme, et c'est, je le répète, un récit fidèle, jour par jour, et presque mot pour mot, de tout ce que j'ai entendu, vu et produit. S'il n'est pas plus satisfaisant, je dois peut-être l'imputer à ma propre inexpérience, car encore faut-il, je crois, qu'un somnambule soit bien dirigé. — Expliquez-vous. — Ce n'est pas facile, je ne me suis pas fait encore de système absolu, j'ai opéré, j'opère, ne me demandez pas trop comment. — Mais, encore qu'est-ce que le magnétisme animal ? — Que le fluide magnétique soit, ou non, le résultat de l'influence mutuelle entre tous les astres, et les corps créés ; qu'il ne soit que l'influence réciproque entre les âmes, ou l'accrochement des esprits animaux, comme l'affinité dans les métaux, je ne sais ; que ce fluide universel et subtil comme la lumière, comme la pensée même, soit mû, dirigé par la volonté, je ne sais encore : est-ce l'équilibre parfait de ce fluide dans les corps qui y établit l'harmonie, et partant chez nous la santé ? et le déclin, la rupture de cet équilibre sont-ils la maladie ? je n'en sais pas davantage. Cependant,

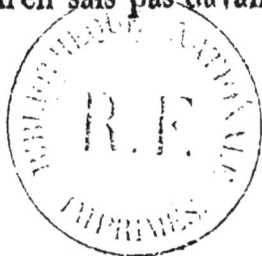

ma somnambule voit *mon* fluide (ou *ce* fluide);
s'en sent pénétrée d'une manière bienfaisante; elle
exhalte la puissance de ma volonté dont, de près,
comme de loin, elle éprouve la force ou la fai-
blesse; en vain j'ai voulu la mettre sur ces ques-
tions profondes : « Je ne suis pas encore assez sa-
vante », me dit-elle. — Le deviendra-t-elle davantage? — Elle dit qu'oui.

Sur ce qu'elle m'expliquait un soir les diverses
propriétés de beaucoup de plantes, et les rapports
qu'elle leur reconnaissait, en dormant, avec notre
organisation, il n'y a donc pas, lui dis-je, une
seule de nos fibres qui n'ait son analogie avec
une plante, un brin d'herbe même quelconque,
(ce qui ne laisserait pas que d'agrandir le système
de la chaîne des êtres, s'il en était de même avec
le règne animal et le règne minéral), soit paresse,
soit ignorance de sa part, ou défaut d'énergie
dans ma volonté, son « Je ne puis encore vous
dire ça » fut sa réponse. — Vos somnambules
n'ont donc pas la science infuse? — Eh bien, ces
jours derniers, la conversation était tombée, entre
nous deux, je ne sais comment, sur les indul-
gences dont je ne connaissais pas bien l'esprit et

le but; (vous saurez que la femme M..tin est
une bonne dévote) elle m'a dit, et m'a prouvé
qu'un magnétiseur devait en reconnaître la vérité,
l'efficacité. Réfléchissez-y, comme moi, et vous
ne trouverez peut-être pas tant de niaiserie dans
cette assertion. — Vous devriez bien nous initier
un peu dans ces mysticités. — Railler n'est pas
raisonner. Rappelez-vous ce mot de Socrate :
« J'ai vu du bon dans la nature, et je ne doute
« pas qu'il n'y ait du meilleur dans ce que je ne
« comprends point. » — D'accord. — En deux
mots, croyez-vous que le somnambule dorme?
— Oui : au réveil, son seul regard autour de
lui le prouve. — Croyez-vous que, quoique les
yeux fermés, il voie? — J'en ai vu lire. — Qu'il
nous entende, qu'il raisonne avec nous? — C'est
incontestable. — Tous ces phénomènes sont déjà,
je crois, bien assez extraordinaires! (*) — Aussi,

(*) Et sans parler des voyages subits et, comme je le dis,
plus qu'aériens de Manuel dans la lune, de la femme M..tin
dans l'Arabie, dans l'Inde, parce que vous pouvez me dire :
« Va-t'en voir »; sans parler des descriptions faites par Jeannette
aux propriétaires d'un appartement à Bayonne, d'une boutique
à Tours, de l'intérieur du château de Mr. le Sous-Préfet,

ce n'est pas que vos somnambules ne me le pa-
raissent, extraordinaires, et je ne me défends
d'y trop croire que pour ne pas trop m'enthou-
siasmer. — Il est certain que les somnambules,
bien habitués à leur état, ont, j'ose le dire, des
révélations surnaturelles. Je crois cependant que
souvent ils sont aussi susceptibles d'erreurs et de
passions, de vanité surtout, que dans l'état de
veille. — Vous n'êtes pas enthousiaste, vous. —
Je cherche la vérité. — En avez-vous le temps
et les moyens? — Non, et c'est ce dont je gémis;
c'est ce qui doit faire gémir aussi ceux qui, comme

---

près Périgueux, ce qui est pourtant plus positif, que direz-
vous, M. l'incrédule, de cette faculté du somnambule de voir,
vous absent, l'intérieur de votre corps, son état maladif, seule-
ment au moyen d'une plaque de verre que vous aurez portée?
Baron l'a fait vingt fois, devant moi. Si vous me dites encore :
« Qui le prouve? » je vous opposerai la description du physique,
du costume d'une jeune enfant de dix ans, alors au Câteau,
faite à son père présent, par Jeannette, à la vue, au toucher
seuls d'une pincée de ses cheveux. Un jour, j'en remis trois
pincées de différentes personnes à la femme M..tin qui a re-
connu les individus.

Ne regarderez-vous toujours ces merveilles que comme des
niaiseries qui ne méritent que de servir de distraction à la frivolité?

moi, s'occupent de magnétisme, et ne peuvent que s'en occuper isolément. — Il est certain que toute science, pour faire des progrès, a besoin d'observations sages et continues. — Et où les expériences réitérées, les observations suivies sont-elles plus nécessaires que dans l'étude des forces et de l'activité du magnétisme animal? Chacun peut magnétiser; mais, outre le danger que tout le monde s'en occupe, chacun a-t-il le talent, les moyens, le temps de rechercher, comparer, juger? Isolément, ce n'est trop souvent qu'un but de curiosité, d'amusement, de satisfaction personnelle. — Vous voilà venu au vœu d'un des pères de votre doctrine, que ce soit dans des établissemens reconnus par l'Etat que le magnétisme soit exercé, étudié. — Les sciences et les arts ne pourraient qu'y gagner. — Consolez-vous; en attendant ces établissemens, que la conviction se répande, et qui sait..... si, dans tels et tels ateliers, nous ne verrons pas des somnambules reproduire les chefs-d'œuvre des Phidias et des Appelle? — Vous croyez rire? — N'avons-nous pas vu dans les Annales une jeune dame somnambule s'opérer d'un cancer, un brave officier s'extirper lui-même une balle, et, les yeux fermés, manier, d'une main habile et sûre, le scapel et autres instrumens de chirurgie ? — Continuez. — Puisque vos somnambules se transportent si lestement au bout de la terre, voire même dans les planettes; qu'ils connaissent si bien les propriétés des plantes, l'organisation du corps humain, et ses rapports avec elles, et les élémens, qui sait s'ils ne découvriront pas de nouveaux mondes, de nouveaux astres, et n'ajouteront pas aux connaissances acquises de l'astronomie et de la géographie, comme ils pourront rectifier les conjectures de l'anatomie et de la botanique ? — Et les belles-lettres ! vous n'en parlez pas ? — Ecoutez donc, on en peut autant espérer : d'après les facultés de vos somnambules, un paysan peut devenir un Homère; et cet Homère, ... ce génie si étonnant pour son siècle, cet Homère n'était peut-être autre qu'un somnambule échappé de quelque temple d'Isis, et qu'on croyait aveugle, parce qu'il avait les yeux fermés. — Ah, ah. — Vous riez; et ces prophètes à la cour de Jéroboam, que l'écriture appelle les *voyans*, et ces.... — Mais, dans la métaphysique, l'idéologie,

croyez-vous qu'Aristote, Platon..... — Je crois
qu'un somnambule entré dans ces matières y re-
dresserait bien des erreurs reçues. Oh, que Bonnet
n'a-t-il écrit en somnambulisme ! — Par exemple,
dans la question récente du langage primitif, si
profondément traitée par son auteur, si bien
combattue par son élégant réfutateur ? — Je pense
comme vous qu'un somnambule...... Mais, vous
m'avez dit qu'ils conservaient aussi leurs préjugés...
— Quel malheur que vous ne soyez pas un vrai
croyant vous - même ! — Monsieur, qu'un riche
capitaliste, à idées vraiment *libérales*, ou, si l'on
veut, ne sachant que faire de son argent, monte
une belle maison bien située, avec dépendances
convenables, comme étaient certains de nos an-
ciens couvens, qu'il nous en donne la direction,
et je veux, qu'avant dix ans, dans ce nouveau
temple d'Esculape, on voie affluer, des quatre
parties du monde, des curieux importans, et des
malades qui couvriront ses murailles de témoi-
gnages de leur reconnaissance. — Et vous croyez
que ce serait de l'argent bien placé ? — En doutez-
vous vous - même. — Oh bien alors, vous feriez
faire de grands pas au magnétisme. Votre plan ?

— Oui-dà ! — Et la police, et la faculté ? — Allez,
allez, mon cher, magnétiser votre femme M..tin,
calmer ses *aïe, aïe* par des passes, et recueillir ses
ordonnances.

Voilà un incrédule qui, sans le vouloir, est
plus partisan du magnétisme qu'il ne le croit. Puis-
sent mes lecteurs, éprouver aussi sa bénigne influence !

L. C. D. P.
DE SAINT-QUENTIN.

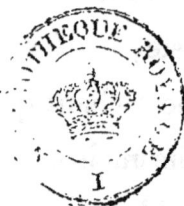

ST.-QUENTIN.

MOUREAU FILS, IMPRIMEUR DU ROI.